PRÉSERVATION

DU

CHOLÉRA ASIATIQUE.

DE LA VERTU PRÉSERVATRICE

DU CUIVRE,

A propos du Mémoire du Docteur BURQ.

PAR

LE DOCTEUR ESCALLIER,

Ancien interne-lauréat des Hôpitaux,
Lauréat de l'École pratique (1er Prix), membre de la Société gallicane
de médecine homœopathique.

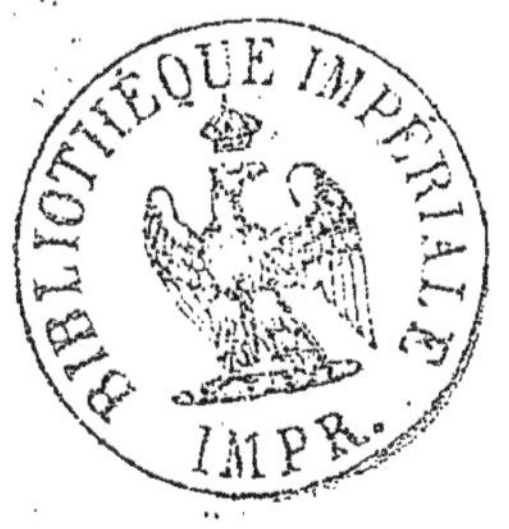

SECONDE ÉDITION.

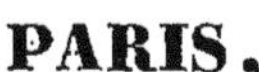

PARIS,

CHEZ J.-B. BAILLIÈRE,

LIBRAIRE DE L'ACADÉMIE DE MÉDECINE,

RUE HAUTEFEUILLE, 19,

A LONDRES, CHEZ H. BAILLIÈRE, 219, REGENT-STREET.

1854

DE

L'EMPLOI DU CUIVRE

COMME

MOYEN PRÉSERVATIF DU CHOLÉRA.

S'il est vrai de dire à l'égard de toutes les maladies qu'il est plus utile et plus beau de les prévenir que de les guérir, cette vérité est plus incontestable encore quand il s'agit du *choléra-morbus.*

Une maladie qui, partie des Indes-Orientales, a plusieurs fois déjà promené ses ravages dans tous les pays du monde, décimant les populations, aussi violente sous un froid de 16° que par une chaleur de 32°, dévastant les contrées les plus élevées du globe aussi bien que les vallées les plus profondes et les pays marécageux, trompant toutes les ressources de l'arsenal thérapeutique mises en œuvre par la science et le dévouement des médecins (1) : quel magnifique problème que celui de prévenir l'invasion d'un pareil fléau !

Eh bien ! c'est une vérité que j'énonce hautement : *Il est possible, dans l'état actuel de la science, de se prémunir sûrement*

(1) Toutefois il est juste de dire que la doctrine de Hahnemann a notablement diminué la gravité de cette terrible maladie ; car c'est un fait pleinement démontré que, dans les diverses épidémies, les médecins homœopathes ont guéri plus des trois quarts de leurs malades.

contre l'invasion du choléra ou tout au moins d'en atténuer considérablement les atteintes.

Sans parler des principes d'hygiène qu'il faut plus que jamais mettre en pratique (1), sans rappeler qu'il est nécessaire plus qu'en tout autre temps de combattre par des remèdes d'une prompte efficacité les divers dérangements du tube digestif; je dirai qu'il existe deux moyens principaux qui possèdent une action *préservatrice directe.* Ces deux moyens peuvent se réduire à un seul, lequel s'emploie de deux manières : c'est l'introduction dans l'organisme de certaines substances susceptibles, d'après le principe des semblables, de créer dans cet organisme une disposition spéciale, hostile à l'influence cholérique. Dès longtemps Hahnemann avait recommandé (2), et les médecins homœopathes de tous les pays ont pu vérifier de la manière la plus positive la vérité de ces assertions, il avait recommandé l'emploi de deux médicaments, *veratrum album* ou l'hellébore blanc et *cuprum* ou le cuivre comme *préservatifs du choléra.* Administrés à la dose de un ou deux globules de la troisième à la douzième dilution tous les trois ou quatre jours, ces médicamens ont, partout où ils ont été employés sur une large échelle, à Vienne, en Hongrie, en Saxe, en Pologne, à Paris, à Marseille, préservé, sinon de cholérine légère, au moins du choléra, toutes les personnes qui se sont soumises à leur administration.

Mais malheureusement la lumière de l'homœopathie n'a pas encore illuminé tous les pays ni pénétré dans tous les esprits, dans ceux surtout qu'elle est particulièrement appelée à éclairer, dans ceux des médecins, car ils détournent les yeux pour ne pas la voir; c'est pourquoi nous avons été heureux d'apprendre qu'un de nos confrères, procédant par une voie différente de la nôtre, est arrivé à un résultat identique, au moins pour l'un des termes, à celui que nous avons indiqué plus

---

(1) S'abstenir de toute espèce d'excès, se garantir des refroidissements et ne rien prendre qui puisse glacer l'estomac, user de la plus grande propreté, éviter les émotions morales vives, etc.

(2) D'après le principe de similitude qui fait la base de sa doctrine.

haut, à savoir : que le *cuivre* est *un préservatif du choléra ;* car ayant obtenu ce résultat comme médecin allopathe, recommandant et employant le cuivre en allopathe, il met à la disposition des médecins et de la partie du public qui répugne à l'emploi des remèdes homœopathiqne, un moyen qui propage et popularise au plus grand profit de l'humanité le bénéfice de la préservation cholérique.

Je crois donc faire une œuvre véritablement utile en présence d'une invasion nouvelle du fléau, en exposant avec quelques détails les recherches qui ont précédé et amené la découverte du docteur Burq, parallèle à celle d'Hahnemann, sur l'efficacité du cuivre comme moyen préservatif du choléra.

Déjà, pendant l'épidémie de 1849, M. Burq avait établi par de nombreuses observations, recueillies dans les hôpitaux sous les yeux des chefs de service, que les applications de cuivre sur les membres sous forme d'anneaux sont un moyen certain de faire cesser immédiatement les crampes des cholériques, et souvent, avec elles, tous les symptômes graves qui les accompagnent ; découverte importante qui lui valut de la part du gouvernement une médaille et une indemnité d'argent. Toutefois, c'est sur le symptôme *crampes* seul que les anneaux de cuivre parurent jouir d'une efficacité certaine. Le hasard est venu lui démontrer depuis, ce que la clinique homœopathique eût pu lui faire connaître, que le cuivre guérit souvent le choléra et qu'il peut jusqu'à un certain point préserver de ses atteintes.

Un jour, que ses affaires l'avaient appelé dans une importante fonderie de cuivre de la rue des Gravilliers, il apprit que tous les ouvriers et locataires de la maison, au nombre de plus de 200, avaient été respectés par le choléra aussi bien en 1832 qu'en 1849. Cette même observation étant venue à se renouveler, notamment dans trois autres fonderies de cuivre de la même rue, il soupçonna l'existence dans le cuivre de propriétés anti-cholériques et résolut d'éclaircir le fait de la manière la plus complète : pour cela, il dut se livrer à une vaste enquête à Paris, dans les départements et à l'étranger ; cette enquête a, dit-il, porté sur près de 100,000 individus. Pendant six mois environ, il a visité tous les ateliers où l'on travaille le cuivre et les divers autres métaux, et a consulté patrons, ouvriers, présidents et trésoriers d'associations ; d'un autre côté des correspondances multipliées, dont plusieurs ont passé sous mes yeux, lui ont permis d'obtenir des renseignements sur les divers établissements où l'on exploite et travaille le cuivre et d'autres métaux. Les résultats de cette enquête, M. Burq les expose de la manière suivante à l'Académie :

« 1° Pendant les deux épidémies de choléra qui ont désolé la France, en 1832 et en 1849, les métaux, toutes les fois que nous avons pu le constater, ont généralement exercé, dans toutes les professions où ils se manient sérieusement, une influence qui n'a pas été moins heureuse qu'elle est manifeste.

« 2° Cette influence, si évidente qu'on a lieu d'être étonné qu'elle n'ait produit qu'une observation insignifiante ou stérile, est surtout remarquable pour les différentes professions qui s'exercent sur le bronze et le laiton, et, à un moindre degré, pour celles qui s'adressent aux diverses qualités d'acier ; mais, à mesure qu'on descend l'échelle des professions, dont le sommet serait occupé, d'un côté par les alliages de cuivre, de l'autre pas les carbures de fer, et la base par ces deux métaux à leur plus grand état de simplicité, la mortalité cholérique va augmentant jusqu'à atteindre quelquefois la moyenne, et pour le cuivre un chiffre assez élevé, sans que jamais cependant il arrive jusqu'aux limites de celle-ci.

« Ainsi pour 1,000 ouvriers sur l'acier qui en 1849 ont à peine fourni 3 à 4 morts à l'épidémie, on voit, par exemple, les seuls compagnons ferrants, au nombre de 200 à 250, en donner 5 pour leur compte ; et si tous les ouvriers fabricants d'instruments de musique, au nombre de 600, n'ont eu que 2 morts en 1832 et 1849, pour la seule chaudronnerie de Paris, qui occupe à peu près le même nombre de bras, nous avons retrouvé déjà un chiffre double, 4 ou 5, dans la mortalité de la dernière épidémie seulement.

3° La protection exercée par les métaux paraît avoir été de deux natures bien distinctes : *préventive et curative.*

« *Préventive,* elle a lieu sans doute *directement* par contact et en proportion même du métal protecteur, *indirectement* par simple voisinage, comme pour tous les individus situés dans la sphère d'action d'un paratonnerre : c'est du moins de cette dernière façon qu'on peut seulement expliquer la préservation considérable qui a été commune à presque tous les locataires des fonderies de cuivre, à moins qu'on ne préfère l'attribuer aux migrations que la fusion ou bien le travail de l'atelier ferait subir au métal, soit sous forme de particules très ténues, soit en effluves d'une nature particulière.

» 4º La préservation cholérique nous a semblé appartenir au même titre à tous les métaux également bien placés dans l'échelle électrique, et si on la rencontre particulièrement dans le laiton et l'acier, c'est qu'il est probable que ces deux métaux, jouissant au suprême degré des propriétés électriques et magnétiques, modifient heureusement les perturbations de même nature au sein desquelles le miasme cholérique peut seul peut-être exercer des ravages ; il est même bien remarquable, à ce dernier point de vue, qu'il nous soit arrivé de ne pas rencontrer la protection au même degré pour les industries, cependant similaires par la nature des métaux, précisément alors que, comme dans l'horlogerie, on prend très grand soin de graisser ou d'huiler des pièces de métal.

» 5º La puissance *curative* paraît, au contraire, avoir été réservée pour le *cuivre seul,* qui se comporterait vis-à-vis du miasme cholérique comme le sulfate de quinine sur le miasme de la fièvre intermittente. Maintes fois cette propriété remarquable s'est offerte à notre observation avec des caractères incontestables d'évidence, et tel ouvrier ou patron d'une fonderie de cuivre a pu être préservé des plus graves symptômes d'invasion cholérique, parce qu'il a continué à vivre au milieu des poussières et émanations *cuivriques,* tandis qu'un autre moins heureux a payé de sa vie la désertion prompte de l'atelier.

» Les propriétés préventives et curatives du cuivre ont dû même exister à un si haut degré, que toute la fonderie de caractères, où le cuivre occupe cependant une si faible part, n'a perdu que 2 hommes en 1832 et en 1849, et qu'en 1849 la profession qui assurément, par ses habitudes bien connues d'intempérance et le mauvais état de son hygiène, était désignée d'avance comme devant fournir à ce fléau la plus large part ; la fonderie de cuivre, à Parie, n'a eu que 8 morts sur 1,300 personnes qu'elle occupait alors, parmi lesquelles encore il faut noter un ivrogne endurci qui faisait un abus énorme d'eau-de-vie, un apprenti et deux individus déjà malades ; un pris le dimanche *hors de la fonderie : cette circonstance, très remarquable,* s'est représentée trop souvent, toutes les fois que nous avons pu vérifier la mort de chacun des ouvriers, pour qu'elle n'ait pas, elle aussi, une haute signification.

» 6° Enfin, et c'est par là que nous terminerons, la commission du choléra nous a déjà donné, sans le savoir, gain de cause :

» 1° En signalant, dans les recueils de statistique, comme de toutes les professions la plus respectée, précisément celle des quincailliers ;

» 2° Et en donnant de faibles chiffres de mortalité à la rue de Lappe (faubourg Saint-Antoine), rue cependant habitée par une population peu soigneuse dans ses habitudes et son hygiène, et à tout le quartier Saint-Martin-des-Champs, qui est si tristement obstrué de ruelles, cours et passages de toute sorte ; mais où, en revanche, se trouvent en dépôt ou bien appliquées à des travaux d'une variété infinie, d'énormes quantités de toute espèce de cuivres et d'aciers ; tandis qu'elle marquait d'une mortalité, quelquefois effrayante, tout un quartier adjacent, qui n'est séparé du précédent que par une seule rue, la rue Saint-Martin, mais où les métaux disparaissent pour être remplacés par la droguerie, la mercerie, la bonneterie, etc. » (Mémoire présenté à l'Académie de médecine le 22 novembre 1852).

Voici maintenant quels sont les principaux faits qui ont servi de base à l'énoncé des résultats que je viens de présenter.

J'ai déjà signalé, en lisant les résultats de l'enquête à Paris :

1° Les ouvriers fabricants d'instruments de musique au nombre de six cents, qui n'ont eu que deux morts en 1832 et 1849 ;

2° Les fondeurs en cuivre qui, au nombre de treize cents, malgré leurs infractions continuelles aux lois de l'hygiène, n'ont perdu en 1849 que huit d'entre eux ; encore plusieurs de ceux qui furent frappés étaient ivrognes et déjà malades ;

3° La profession de quincaillier qui a été, de toutes, la plus respectée ;

4° L'exemption relative du quartier si peu aéré, si encombré, de Saint-Martin-des-Champs ; pratiquant moi-même dans le quartier Saint-Martin en 1849, je puis confirmer la vérité de cette assertion ; j'avais remarqué avec étonnement que je n'avais observé aucun cas de choléra dans les rues Aumaire et des Gravilliers, où se presse une population dont les habitudes sont forts peu régulières, et dont les mauvaises conditions d'hygiène me semblaient devoir appeler les préférences du fléau ;

5° Enfin, ce dernier fait, que mille ouvriers travaillant sur l'acier ont à peine fourni trois ou quatre morts à l'épidémie.

J'ajouterai les suivants : La fabrique de bronze, à Paris, a été presque entièrement exempte du fléau ; le docteur Burq a visité plus de cent ateliers réunissant 6 à 7,000 individus, il n'a pas constaté en tout dix morts. M. Denière, qui occupe un personnel très considérable, n'a eu à déplorer aucun cas.

M. Eck, président de la Société des ouvriers ciseleurs, monteurs et tourneurs en bronze, société dont les membres s'élèvent à 300, a déclaré que le choléra n'avait frappé personne en 1832 et qu'en 1849 il n'avait atteint qu'un sociétaire qui a guéri.

L'usine de M. Cail, à Grenelle, renferme 600 ouvriers occupés à la fonderie de cuivre et à la chaudronnerie ; elle renferme d'énormes masses de cuivre en dépôt. En 1849, 2 ouvriers seulement ont été atteints du fléau et sont morts, et encore l'un d'eux était un ivrogne endurci, l'autre avait quitté l'usine pour venir se débaucher à Paris, et il a été atteint du choléra en revenant chez lui. Et cependant, a dit M. Cail, comme les archives de la ville le constatent, le choléra a sévi beaucoup à Grenelle ; il a frappé entre autres beaucoup de personnes chez les marchands de vins qui abondent au voisinage de l'établissement. A deux cents pas de là existe la forge de fer de M. Pauly, où 6 ouvriers sur 70 ont trouvé la mort.

M. Cavé, qui occupe 500 ouvriers à la fabrication de l'acier, n'en a perdu aucun en 1832 ni en 1849.

En 1832, existait rue du Bac, 102, une fonderie de tuyaux de plomb : il y eut, tant dans les locataires de la maison que parmi les ouvriers, 18 morts. Depuis lors, à la fonderie de plomb : a été ajoutée une fonderie de cuivre ; les ouvriers sont devenus bien plus nombreux, et cependant, en 1849, un individu seulement, appartenant à la fabrique, a été atteint par le fléau.

Un fait inverse a été observé à Imphy (Nièvre) ; en 1832, on y travaillait le fer et le cuivre ; sur 400 ouvriers aucun n'a été atteint du choléra, qui faisait pourtant d'assez nombreuses victimes aux alentours ; en 1849, Imphy ne possédait plus qu'une forge de fer, l'usine au cuivre ayant été transférée au Havre, les ouvriers étaient moins nombreux, 4 sont morts.

Le choléra régnait à Romilly en 1832 et en 1849 ; la fonderie et la laminerie de cuivre de ce pays occupent 500 ouvriers ; un seul a succombé en 1832, un autre en 49, tous deux ivrognes incorrigibles.

A Villedieu, ville du département de la Manche, où l'on travaille tant le cuivre, le choléra n'a pas paru ; il en a été de même à l'Aigle, en Normandie, en 1849 ; en 1832, dans cette dernière ville, il a fait 77 victimes, mais pas une chez M. Mouchel, principal fabricant de cuivrerie, qui occupe 500 ouvriers.

Aux environs de Pontoise existe un petit village, situé sur une colline, qui renferme du minerai de cuivre ; le choléra régnait à Pontoise et aux environs du village en question ; beaucoup de personnes se sont retirées dans ce dernier village, où le fléau n'a fait aucune victime pendant ses deux apparitions.

C'est à l'existence du minerai de cuivre que les habitants attribuaient cette heureuse exemption.

A Falen et dans d'autres contrées de la Suède, où se trouvent des mines de cuivre, le choléra ne s'est jamais montré, quoiqu'il régnât dans le reste du pays ; aussi est-ce une remarque populaire en Suède, que le choléra et le cuivre sont en quelque sorte incompatibles. Ce fait a été communiqué au docteur Burq par le professeur Hus, de Stockolm, et confirmé par l'ambassadeur de Suède à Paris.

En Russie, ou plutôt en Sibérie, les propriétés du prince Anatole Demidoff, qui renferment un grand nombre de mines de cuivre, de malachite et d'or, sont habitées par 46,600 individus ; en 1831, le choléra n'a pas pénétré dans les mines, quoiqu'il régnât aux environs ; en 1849, il a atteint dans le pays 822 personnes, dont 284 seulement ont succombé, et parmi elles, 21 seulement travaillaient aux mines, dont 9 à celles de cuivre. Ces renseignements ont été fournis au docteur Burq par un Français, M. le comte de Montferrand, architecte de l'empereur de Russie.

Tels sont les principaux faits de l'enquête.

Après en avoir exposé les résultats, tels que je les ai lus plus haut, M. Burq énonce les deux propositions suivantes :

« Les alliages de cuivre, *laiton et bronze*, les carbures de fer, dits dans le commerce *aciers d'Allemagne et d'Angleterre*, appliqués à la peau largement et d'une manière permanente, sont dans l'épidémie de choléra un moyen précieux de *préservation* qu'on ne doit point négliger, puisque d'ailleurs il ne peut y avoir aucun inconvénient à en faire usage, et si la préservation relative, que nous paraissent devoir donner ces deux métaux, venait à laisser désirer davantage, peut-être serait-il utile de l'aider par quelques prises de poudre très fine de laiton et d'acier, portées sur la muqueuse nasale, et, comme dernière précaution, par de larges feuilles de laiton et d'acier, qu'il serait si facile aux gens aisés de dissimuler dans leurs appartemens.

» 2º Dans le traitement du choléra, le cuivre, administré en temps opportun soit seul, soit associé aux agens qui, comme l'opium, ont reçu la sanction de l'expérience, soit en limaille, soit sous une autre forme dont la pratique ne peut tarder à faire connaître la véritable dose et les meilleures appropriations, a *les plus grandes chances* de devenir, entre les mains de médecins habiles, un *puissant moyen de guérison.* »

Si nous revenons sur les résultats obtenus par l'enquête de M. le docteur Burq, ce qui nous frappe d'abord et ce qui me paraît le plus important à constater, c'est que le cuivre seul, parmi les métaux, possède la propriété de guérir le choléra : cette propriété, notre confrère, qui ne connaît pas l'homœopathie, l'explique par une sorte de spécifisme analogue à celui que possède le sulfate de quinine vis-à-vis du miasme paludéen ; mais nous, de même que le principe homœopathique nous rend compte de l'action du sulfate de quinine dans le traitement de la fièvre intermittente, de même il nous explique l'action curative du cuivre dans le choléra ; l'expérimentation pure, la clinique homœopathique, une observation curieuse que nous a lue M. Perry (1) des accidens cholériformes produits par le cuivre appliqué à l'extérieur d'après la méthode même de M. Burq, tout vient justifier cette explication.

Outre sa puissance curative, le cuivre, d'après les recherches de M. Burq, possèderait une puissance préservatrice. C'est encore un fait que la doctrine homœopathique avait fait prévoir et que la clinique a vérifié. « L'emploi du cuivre, dit Hahnemannn, joint à un régime doux et régulier et à une propreté convenable, offre le préservatif le plus efficace et le plus sûr, si le malade en prend chaque semaine, le matin à jeun, une dragée. » Hahnemann ajoute même (et ceci est plus remarquable en ce qu'il nous montre que souvent l'empirisme et le bon sens populaire devancent les découvertes de la science) : « On a aussi éprouvé en Hongrie que de porter sur soi une lame de cuivre qui touche la peau, préserve de l'in-

(1) Au congrès médical homœopathique de Paris en 1851.

fection : c'est ce qui m'a été assuré par plusieurs rapports authentiques de ce pays.

Tel est l'exposé de l'enquête à laquelle s'est livré M. le docteur Burq, et des résultats auxquels il est arrivé. Je ne puis, comme disciple d'Hahnemann, que me féliciter de voir ainsi reconnue, proclamée, établie sur des preuves nouvelles, matérielles, une vérité que la doctrine homœopatique, avec son admirable simplicité de moyens, avait fait depuis longtemps connaître aux médecins qui ont bien voulu se donner la peine de l'étudier.

En résumé donc :

A. La préservation possible du choléra est un fait acquis à la science.

B. Cette préservation s'obtiendra en suivant les préceptes ci-dessous :

1º Se soumettre à une *hygiène* convenable, laquelle consiste à vivre régulièrement, à s'abstenir de toute espèce d'excès sous le rapport de l'alimentation, des boissons, des plaisirs, du travail, éviter les émotions morales, les refroidissements, les boissons glacées, etc.

2º Combattre promptement et arrêter dès le début, par des remèdes appropriés, les divers dérangements de la santé, et en particulier ceux qui se montrent du côté du tube gastro-intestinal.

3º Prendre tous les trois ou quatre jours, le matin à jeun, délayés dans une cuillerée d'eau un ou deux globules de l'un ou l'autre des médicaments suivans : *veratrum album, cuprum metallicum*, 6e dilution.

4º Maintenir appliquées sur la peau, ou au moins sur la chemise, le jour et la nuit si l'épidémie sévit avec intensité, la nuit seulement si elle est modérée, des *plaques de cuivre* rouge ou jaune, offrant une surface assez étendue pour que l'absorption préservatrice du métal soit suffisante.

M. Burq pense avoir convenablement réalisé cette dernière indication au moyen d'une chaîne constituée par vingt à qua-rante petites rondelles de cuivre doublées d'acier, réunies par un ruban en caoutchouc ; ne pourrait-on pas avec autant ou plus d'avantage peut-être utiliser les vêtements qui s'appliquent sur la peau, comme gilets de flanelle, plastrons, caleçons, ceintures abdominales, vêtements auxquels on adapterait le métal par un procédé convenable? Chaleur et action spéciale du cuivre se trouveraient ainsi réunies pour la préservation. Du reste, le principe établi et reconnu, mille moyens ingénieux ne manqueront pas de se produire pour son application.

Paris. — Imprimerie FÉLIX MALTESTE et Cⁱᵉ, rue des Deux-Portes-Saint-Sauveur, 22.